CONSIDÉRATIONS NOUVELLES

SUR LA MÉTHODE DES

INJECTIONS CAUSTIQUES

DANS LE TRAITEMENT

DE LA BLENNORRHAGIE

ET

Observations de l'application de cette méthode

A LA CURE DU CATARRHE VÉSICAL CHRONIQUE

PAR

A. DEBENEY, D. M. P.,

Membre correspondant de la Société royale de Médecine de Lyon.

PARIS,

CHEZ J. B. BAILLIÈRE,

RUE DE L'ÉCOLE-DE-MÉDECINE, 17.

1845.

CONSIDÉRATIONS NOUVELLES

SUR LA MÉTHODE DES

INJECTIONS CAUSTIQUES

DANS LE TRAITEMENT

DE LA BLENNORRHAGIE

ET

Observations de l'application de cette méthode

A LA CURE DU CATARRHE VÉSICAL CHRONIQUE

PAR

A. DEBENEY, D. M. P.,

Membre correspondant de la Société royale de Médecine de Lyon.

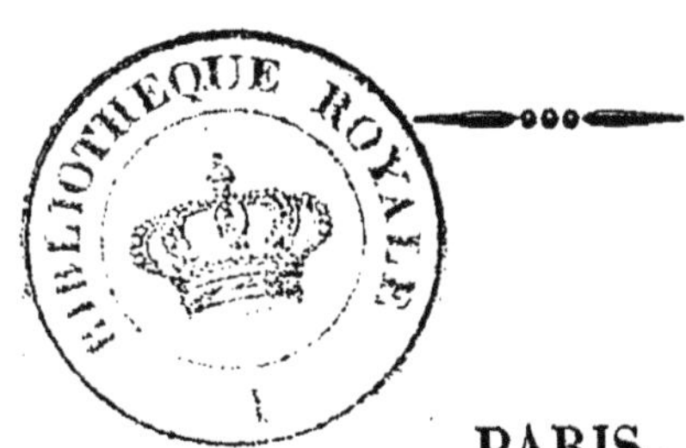

PARIS,

CHEZ J. B. BAILLIÈRE,

RUE DE L'ÉCOLE-DE-MÉDECNE, 17.

——

1845.

OBSERVATIONS D'APPLICATION

DE LA MÉTHODE

DES INJECTIONS CAUSTIQUES

AU TRAITEMENT DE

L'IRRITATION CHRONIQUE DE LA VESSIE.

La cautérisation par l'azotate d'argent agit sur les membranes muqueuses enflammées, de manière à éteindre leur inflammation, et à les ramener à leur type de vitalité normal.

Cette proposition, qui fait la conclusion de mon premier Mémoire sur le traitement de la blennorrhagie par la méthode des injections caustiques, est justifiée par la pratique générale, à l'égard des muqueuses oculaire, nasale, buccale, pharyngienne, vaginale et uréthrale. L'azotate d'argent est le modificateur général des membranes qui tapissent les réservoirs et les conduits de l'économie. Une seule de ces membranes, celle de la vessie, semble être rangée encore en dehors de cette loi par une exception que je trouve irrationnelle, et la réserve des praticiens à son égard n'étant pas déduite de l'expérience, ne peut être imputée qu'à une erreur de raisonnement qu'il

importe de détruire. Mon argumentation est bien simple :
la vitalité des membranes muqueuses est-elle identique ?
et la membrane qui tapisse la vessie est-elle une membrane muqueuse ? La réponse sur le premier chef n'est
pas douteuse, en laissant toutefois en dehors de la question les muqueuses chargées des fonctions spéciales de
la digestion, c'est-à-dire les muqueuses du tube digestif,
à partir de l'estomac inclusivement, jusqu'au rectum, non
compris. Nous dirons donc : Oui, la vitalité des membranes muqueuses est identique. Maintenant la membrane
interne de la vessie est-elle une membrane muqueuse?
Oui, sans doute. Alors pourquoi l'exclure de sa catégorie?
Pourquoi lui dénier les propriétés que son organisation
et sa vitalité comportent, et nous priver à son égard du
bénéfice de la cautérisation ?

J'avais annoncé dans le Mémoire cité plus haut, l'intention de faire rentrer la muqueuse vésicale dans la loi
générale, et d'appliquer au traitement de son irritation
chronique les propriétés précieuses de l'azotate d'argent.

La voie était ouverte d'ailleurs, et par une autorité ca-
pable de justifier mes tentatives, M. Lallemand, on le sait,
cautérise la muqueuse vésicale dans le cas de catarrhe
chronique, en promenant légèrement le crayon d'azotate
d'argent sur la surface. Mais la méthode des injections
me paraissait bien supérieure ; et comme présentant un
mode de cautérisation mieux approprié à une large surface ; et comme pouvant être généralisée au cas où l'introduction du crayon est impossible. Je viens rendre
compte de mes essais. J'ai procédé ordinairement en
poussant l'injection, sans intermédiaire, à travers le ca-

nal de l'urèthre, dont la muqueuse était malade aussi. Les injections ont été composées dans la proportion de quatre grammes d'azotate d'argent cristallisé pour trente grammes d'eau distillée. Mes observations sont au nombre de quatre ; les deux premières présentent aux praticiens un intérêt particulier à un autre titre, celui de la complication du cas pathologique.

PREMIÈRE OBSERVATION.

Blennorrhagie de 5 ans. — Catarrhe vésical. — Pertes séminales involontaires. — Double rétrécissement.

M. L. de P. est venu en décembre 1843, d'un département de l'intérieur, au Hâvre, pour me consulter au sujet d'une vieille blennorrhagie. Il n'annonçait pas autrement sa maladie, ajoutant qu'il avait été traité infructueusement à plusieurs reprises par des empiriques, des pharmaciens, et dans le courant de la dernière année, par le vieux praticien qui exerce dans sa localité ; il a pris des tisanes, du copahu, du poivre cubèbe, et de plus, des sirops et des pilules dont il ignore la composition.

M. L. de P., âgé de 27 ans, tempérament peu dessiné, masqué ou altéré par la maladie, mais qui m'a paru après guérison incliner au sanguin-nerveux, a eu une jeunesse robuste ; il se présente à mon examen dans l'état suivant : Grande pâleur, émaciation avancée, les yeux caves et cernés, la face marquée d'une expression de stupeur. Les digestions sont devenues tellement difficiles, qu'il s'est réduit à l'usage du lait et de l'eau pour tout aliment, les toniques ayant toujours produit un mauvais effet ; grande faiblesse générale ; prompte fatigue après le moindre exercice ; palpitations ; affaiblissement de la vue qui a nécessité l'usage des lunettes ; sommeil non réparateur ; tristesse ; morosité ; préoccupation constante de son état maladif ; recherche de la solitude ; dégoût de la vie ; véritable hypochondrie.|

D'autre part, mictions fréquentes, cinq à six fois par heure ; urines troubles, à dépôt épais, comme bourbeux ; sensation pénible de chaleur et de tiraillement vers les lombes : ces symptômes, d'abord plus prononcés, remontent à plus de deux ans ; écoulement blennorrhagique assez abondant, suite d'une blennorrhagie très-inflammatoire à l'origine, il y a cinq ans ; cuisson assez vive en urinant ; sensation de pesanteur au périnée. Ayant fait pisser le malade devant moi, j'observe un jet difficile, excessivement ténu, et cessant bien vite pour faire place à l'écoulement goutte par goutte ; j'essaie alors le cathétérisme, et je parviens, avec beaucoup de peine, après de longues et délicates manœuvres, à introduire une bougie conique du plus petit calibre et je constate deux rétrécissements, l'un à sept centimètres, l'autre sous la symphyse ; le premier moins considérable que le second, et permettant l'introduction d'une bougie d'un calibre triple de celle que laisse passer le dernier.

J'établis ainsi mon diagnostic : La blennorrhagie est le point de départ de tous les accidents ; par suite du travail morbide prolongé dont la muqueuse uréthrale phlogosée a été le siége, deux points d'induration ont produit deux rétrécissements ; — la phlogose s'est propagée, d'une part, à la vessie, d'où le catarrhe vésical, caractérisé par les envies fréquentes d'uriner, l'altération des urines, et les tiraillements douloureux sur le trajet des uretères; d'autre part, aux vésicules séminales ou seulement aux canaux éjaculateurs avec surexcitation des vésicules, d'où des pertes séminales involontaires, dont les effets, si bien exposés par M. Lallemand, ont produit cet ensemble de symptômes généraux, qu'il est impossible de méconnaître, en les comparant aux admirables tableaux tracés par le célèbre professeur de Montpellier.

J'ajouterai que j'ai cherché à me rendre compte de la sensation de gêne et de pesanteur au périnée par l'état pathologique probable de la prostate, qui, du reste, explorée par le rectum, ne présente pas de ce côté une saillie notable. Le cas était complexe, on ne saurait le nier.

Pour procéder méthodiquement, la première indication à remplir était de rouvrir la voie close de l'urèthre, afin de pouvoir introduire ensuite les agents médicamenteux qui seraient jugés nécessaires. Pour cela, il fallait dilater les points rétrécis. Le 26 décembre, je commençai la dilatation progressive, en faisant séjourner dans l'urèthre, une heure le matin et deux heures le soir, la petite bougie conique, en ayant soin de forcer chaque fois un peu, afin d'enfoncer davantage la bougie, et de faire ainsi pénétrer dans les points rétrécis du canal une partie plus avancée et partant plus volumineuse du cône. Le 29, je parvins à introduire une bougie conique plus forte ; mais ici je fus obligé de m'arrêter. Les manœuvres du cathétérisme, le contact et le séjour des bougies avaient déterminé une vive surexcitation des surfaces phlogosées ; cette surexcitation marquée par l'augmentation de l'écoulement, la douleur au contact de l'instrument, une plus vive cuisson au passage des urines, et le besoin devenu incessant de rendre ces dernières. Que faire alors ? Suivre les conseils de la thérapeutique accoutumée ? s'abstenir ? attendre que la surexcitation fût calmée, pour recommencer la dilatation, sauf à reproduire l'irritation, et s'abstenir encore ? c'eût été à n'en plus finir. J'avais par devers moi un moyen qui, jusqu'à ce jour, n'a pas failli encore entre mes mains, l'injection caustique, et j'y eus recours avec l'intention d'étendre son action jusqu'à la vessie. L'injection composée dans la proportion de quatre grammes d'azotate pour trente grammes d'eau, voici comment je procédai : ayant poussé dans le canal de l'urèthre toute la quantité de liquide possible, c'est-à-dire à peu près la moitié de la petite seringue en verre, je fermai le canal en pressant l'extrémité du gland entre le pouce et l'index de la main gauche, puis remontant par une pression graduée vers la racine de la verge avec les deux premiers doigts de la main droite, je poussai le liquide si haut et si bien, que pas une goutte ne ressortit, lorsque je rouvris l'urèthre, en cessant la compression. Certainement l'injection était parvenue dans la vessie, car où aurait-elle pu aller ailleurs ? La douleur fut très-tolérable ; les phénomènes ordinaires de la cautérisation eurent lieu ; seulement il y eut un peu de fièvre dans la nuit (l'injection ayant été faite à neuf heures du soir le 30). — Dès le 3 janvier les résultats bienfaisants de la cautérisation furent observés; diminution de l'écoulement; moindre sensibilité au passage des urines, qui ne sont plus rendues qu'une fois par heure, et qui paraissent déjà modifiées dans leur composition. Je laissai reposer le malade trois jours encore, et lorsque, le 6 janvier, huit jours après l'injection, je recommençai la dilatation, je pus introduire dans le canal, élargi par le dégorgement de la muqueuse, une bougie d'un calibre double de celui de la seconde que j'avais employée. Pendant huit jours je continuai la dilatation, ayant augmenté deux fois le calibre de la bougie, jusqu'au 14 janvier, où des signes de surexcitation s'étant manifestés de nouveau, je fus obligé de suspendre une seconde fois. M. de P., impatient du retard, me pria lui-même de répéter une opération dont il s'était déjà si bien trouvé. J'étais d'autant plus porté à faire une seconde injection que j'en attendais un grand effet pour la cure des pertes séminales; le 15 janvier, je la pratiquai suivant le même procédé; cette fois je pus introduire dans l'urèthre et faire pénétrer dans la vessie presque tout le contenu de la seringue. Phénomènes ordinaires, et de plus, le lendemain, émission de quelques gouttes de sang. Après huit jours de repos, je pus constater l'état suivant : urines presque limpides, rendues à d'assez grands intervalles, sans produire aucune sensation dans l'urèthre; la secrétion blennorrhagique devenue séro-muqueuse. — A cette époque, M. de P. appelé par des affaires urgentes, fit un voyage dans son pays. A son retour, au bout d'un mois, je retrouvai un tout autre homme, tant l'état général était changé. Les symptômes généraux décrits s'étaient dissipés ; l'estomac avait repris ses fonctions avec énergie ; M. de P. sentait la force et la vigueur lui revenir, et sous l'influence d'un contentement porté jusqu'à l'enthousiasme , il renaissait à une vie nouvelle. Les urines étaient parfaites; un léger suintement séro-muqueux était encore exprimé par la pression. Je pus croire que les pertes séminales avaient cessé ; — si leur existence n'avait pu être établie primitivement d'une manière positive et par l'observation directe , le changement opéré dans l'état général de l'individu après la cautérisation ne permet pas de les révoquer en doute.

Restaient nos rétrécissements ; je repris, le 25 février, les manœuvres de la dilatation, en prenant la précaution de ne les pratiquer que de deux jours l'un, pour ménager la susceptibilité des tissus. Le 4 mars, M. de P. fait une absence de six jours ; le 11, au retour, l'introduction de la dernière bougie employée n'a lieu qu'avec beaucoup de peine, et en déterminant de la douleur ; le lendemain je constate un écoulement plus abondant et la tuméfaction de la verge. M. de P., jeune homme d'un caractère léger, m'avoue alors que le 7 mars, cinq jours avant, il s'est laissé entraîner par des amis dans une orgie en compagnie de femmes suspectes. Immédiatement je fais une injection caustique à la dose d'un trentième, qui est la proportion que j'ai adoptée dans les cas simples, au début. L'avortement a lieu, et le 18 mars, je reprends la dilatation continuée jusqu'au 10 avril, époque à laquelle M. de P. est parti, emportant avec lui des bougies du calibre de la sonde ordinaire de trousse, qui est le numéro auquel nous étions arrivés, et qui répond, à peu de chose près, aux dimensions normales de son canal.

Je m'abstiendrai de tout commentaire sur cette observation que je crois avoir assez minutieusement détaillée pour qu'on puisse en saisir tous les points. Le fait est constaté, de l'injection répétée dans la vessie de l'azotate d'argent à haute dose ; et le fait a confirmé la théorie.

Le lecteur remarquera de lui-même que l'usage de la méthode des injections caustiques a singulièrement simplifié un cas pathologique des plus compliqués, et abrégé la durée d'un traitement qui, sans cette ressource, eût exigé un espace de temps difficile à déterminer.

DEUXIÈME OBSERVATION.

Blennorrhagie de 3 ans. — Catarrhe vésical. — Fistule urinaire.

M. N., 45 ans ; constitution athlétique, contre-maître à bord d'un navire de commerce, était, en février 1841, porteur depuis quelques mois d'une blennorrhagie négligée et passée à l'état chronique, lorsqu'il tomba du pont de son navire dans la cale, à cheval sur une pièce de bois. Un abcès fut la suite de la contusion du périnée et de l'urèthre ; abcès qu'on a laissé s'ouvrir spontanément, et qui a laissé après lui une fistule uréthrale. Cette fistule s'ouvrant au dehors, au-dessous de l'urèthre, à la naissance de la verge, primitivement très-large, et laissant passer toute l'urine, s'est fermée peu à peu, en sorte qu'aujourd'hui elle n'en laisse passer que quelques gouttes, et qu'ainsi l'émission s'en fait presque entièrement par le canal. Les secours de l'art n'ont pas été appelés pour la guérison de cette fistule, le malade était en mer. Il y a près d'un an, abordant en Sicile, après une pénible navigation, N. éprouvait beaucoup de difficulté pour uriner ; il pissait goutte par goutte, et par la fistule seulement. Un frater de Palerme parvint à introduire une corde de boyau assez grosse, au dire du malade, et l'introduction fut répétée trois jours de suite, avec des douleurs cuisantes, déchirements, sortie de sang et de matières purulentes. Depuis lors le sujet n'a rien fait pour guérir son affection ; il a continué son rude métier de matelot ; plusieurs fois il est sorti par le canal du pus, ce qui lui a fait penser que des abcès s'ouvraient dans l'intérieur. Le jet d'urine est très-faible ; j'essaye le cathétérisme explorateur avec la sonde de trousse ; au niveau de la fistule, j'éprouve une difficulté que je surmonte en pressant un peu, et je suis arrêté de nouveau, à trois centimètres au-dessus ; après avoir essayé plusieurs bougies, je parviens, le lendemain, à faire pénétrer une bougie conique du plus petit calibre. La bougie porte-empreinte passée dans l'urèthre, donne, au niveau de l'ouverture fistuleuse, une dépression peu marquée, irrégulière, et figurant assez bien deux arcs de cercle presque adossés par leur convexité. Un très-petit stylet mousse introduit dans la fistule vient heurter de suite et directement la sonde métallique dans l'urèthre. Aujourd'hui, et depuis longtemps, l'écoulement blennorrhagique ne se manifeste qu'à la pression. Peu de sensibilité ; envies fréquentes d'uriner ; urines à dépôt albumineux assez considérable ; ces derniers symptômes remontent à plus d'un an.

Il est difficile d'établir d'une manière positive la filiation des lésions de l'urèthre sur l'exposé plus ou moins infidèle, plus ou moins incomplet, d'un homme ignorant, qui peut avoir oublié des faits, confondu leur ordre de succession , ou laisse passer inaperçus des signes importants pour le médecin. Ainsi, à quoi était due la rétention d'urine pour laquelle il a été traité si brutalement à Palerme ? Le rétrécissement était-il produit avant les manœuvres violentes du frater, ou en a-t-il été la suite ? y a-t-il eu des abcès internes ? comment s'est opéré le travail de cicatrisation de l'ouverture interne de la fistule ? autant de questions à la solution desquelles il faut renoncer ; aussi bien n'est-elle pas rigoureusement nécessaire.

Nous trouvons, en basant notre résumé diagnostique sur les lésions et symptômes présents : phlogose chronique de la muqueuse uréthrale, étendue à la vessie, au col, du moins ; inégalité dans le canal, au point de l'ouverture fistuleuse, par induration, ou plutôt par repli de cicatrice ; rétrécissement à trois centimètres au-dessus, interceptant les trois quarts du canal ; enfin, fistule urinaire très-simple.

Modifier l'état pathologique des tissus de recouvrement, c'est-à-dire des muqueuses de l'urèthre et de la vessie ; — attaquer ensuite le rétrécissement ; — puis déterminer l'oblitération de la fistule. Ces trois indications s'enchaînent dans un ordre logique, car la première indication remplie, la seconde devient plus facile ; et la troisième est préparée par les deux autres, si même la nature ne se charge alors d'y pourvoir.

Le 10 juin 1844, je pratiquai une injection caustique, à

la dose de quatre grammes d'azotate pour trente grammes d'ean, que je fis pénétrer dans la vessie par le procédé décrit dans la première observation. — La sensibilité du sujet était obtuse, il souffrit peu; l'inflammation consécutive parut donc modérée, bien que le lendemain il vînt quelques gouttes de sang. Le 15, amendement notable; envies d'uriner moins fréquentes; urines moins troubles; l'émission en semble plus facile au malade, et le jet un peu plus fort. Cela s'explique naturellement par le dégorgement que le travail de la cautérisation et de l'inflammation consécutive a dû produire dans la muqueuse. Le 17, deuxième injection, comme la première, à travers l'urèthre, jusqu'à la vessie. Résultats satisfaisants. Le 24, la première indication me paraissant suffisamment remplie, je commençai la dilatation du canal. Par suite de la modification opérée dans les tissus, je pus introduire facilement une bougie d'un numéro supérieur à celle que j'avais eu, de prime abord, beaucoup de peine à faire pénétrer. Je ferai une remarque ici à propos des bougies coniques : elles offrent un grand avantage, en ce qu'elles permettent de graduer et d'augmenter la dilatation, sans changer d'instrument, et dans la même opération; il suffit alors de pousser la bougie dont le calibre augmente au fur et à mesure de sa pénétration.

Dès que je pus introduire une sonde dans la vessie, je songeai à provoquer l'occlusion de la fistule, qui laissait toujours passer qnelques gouttes d'urine. On conseille généralement d'attendre l'occlusion spontanée de la fistule, qui doit avoir lieu, dit-on, lorsque, le canal étant élargi, le cours des urines n'éprouve plus d'obstacle.

Mais il faut observer qu'ici ce n'était point le rétrécissement qui pouvait retarder la guérison de la fistule, puisqu'il se trouvait placé entre elle et la vessie. Depuis près d'un an, cette fistule était dans le même état. Or, il me paraît conforme aux lois de la physiologie pathologique de considérer une fistule ancienne comme représentant un canal tapissé par une membrane de nouvelle formation, qui rend la cicatrisation impossible. Pour déterminer cette cicatrisation, il faut détruire cette membrane, et raviver les parois de la fistule, comme on rafraîchit les bords d'une plaie. Ayant donc obtenu de mon malade qu'il garderait le lit pendant trois jours, je passai une petite sonde métallique dans la vessie, et j'introduisis dans la fistule, jusqu'au contact de la sonde, un petit stylet, à l'extrémité duquel j'avais pratiqué des aspérités renversées, de manière à pouvoir râper au retour. Partant de ce point, et ramenant le stylet à l'extérieur, je déchirai les parties par trois mouvements de retrait ; je ramenai quelques débris ténus, et il sortit un peu de sang. Au bout de trois jours je retirai la sonde, pensant l'occlusion de la fistule accomplie, et elle l'était en effet.

Je repris la dilatation et la continuai au moyen de bougies de calibre successivement supérieur. Je n'ai plus rien à noter. Le 28 août, M. N. reprit la mer, jouissant d'un canal qui permettait un jet d'urine égal aux quatre cinquièmes du jet normal, d'après l'appréciation du malade, et ainsi qu'on pouvait en juger en le comparant à la largeur du méat.

On m'accordera que c'était avoir fait bien du chemin

en 78 jours, et alors il faut faire une grande part aux injections caustiques dans la rapidité du traitement.

TROISIÈME OBSERVATION.

Blennorrhagie de 6 semaines. — Irritation du col.

N. sergent au 12ᵐᵉ de ligne, 26 ans, sanguin-nerveux,
atteint de blennorrhagie, s'était traité d'après cette méthode empirique assez répandue dans le monde, et qui
consiste à employer successivement quelques-uns de ces
moyens traditionnels que les malades se transmettent;
moyens qui réussissent quelquefois, ou du moins n'empêchent pas de guérir, ce qui fait leur fortune. N. qui
entre autres drogues, avait pris plusieurs boîtes de poudre de voyageur, n'était pas guéri au bout de six semaines; au contraire. Inquiet alors et tourmenté par de
nouveaux symptômes, il vint me consulter. Écoulement
modéré; cuisson vive à la miction; la douleur se fait sentir plus haut depuis quelques jours, ce qui fait dire au
malade que son affection est remontée; expression parfaitement juste, du reste, à mon sens, et qui signale
l'extension de l'inflammation au col de la vessie, marquée
en outre par un besoin d'uriner sans cesse renaissant,
accompagné de contractions spasmodiques douloureuses
dans les muscles de la racine de la verge; pesanteur au
périnée et à la marge de l'anus; douleurs sourdes dans
les testicules. Le jet d'urine est diminué d'une quantité
notable depuis l'apparition de ces nouveaux symptômes.
Il y a lieu de se demander ici quelle cause a pu produire

ce dernier effet. On ne peut la placer dans les contractions spasmodiques citées, puisque le caractère de ces
contractions est de n'être pas constantes. Je crois devoir
la rapporter au gonflement de la prostate dont la surface
participe à l'irritation. Les sensations douloureuses dans
les testicules me paraissent être le retentissement sympa-
thique de l'inflammation qui existe à l'orifice des canaux
éjaculateurs. Si mes raisonnements diagnostiques sont
justes, l'injection caustique doit supprimer tous ces
symptômes, en supprimant leur cause par la cautérisation exacte de toute la surface muqueuse, dont la phlogose est le point de départ de tous les phénomènes mor-
bides.

Le 16 juillet, injection à la dose de quatre grammes
d'azotate d'argent cristallisé pour trente grammes d'eau
distillée. Une fois le liquide introduit dans le canal, je le
pousse avec soin par la pression des doigts jusqu'à la
racine de la verge, de manière à le faire remonter au-dessus de la région prostatique, et jusque dans la vessie. Le
sujet, nerveux, témoigne sa sensibilité par de vives dé-
monstrations : agitation fébrile la nuit suivante; érectie
douloureuses ; quelques gouttes de sang trente-six heu.
res après l'injection. Le 21, les traces de l'inflammation
artificielle ont disparu ; de tous les symptômes ci-dessus
énumérés, l'écoulement est le seul qui persiste ; injections astringentes, avec une solution faible d'abord, puis
de plus en plus concentrée, d'acétate de plomb; six
par jour. Le 28, l'écoulement a cessé. Trois mois après
la guérison ne s'était pas démentie.

2

On pourrait objecter peut-être que le fait de la pénétration du liquide caustique dans la vessie n'est pas matériellement démontré. Mais s'il restait quelque doute après le soin que j'ai pris de pousser une quantité considérable de liquide au-dessus de la racine de la verge, la modification opérée sur le col de la vessie me paraît suffisante pour le lever.

QUATRIÈME OBSERVATION.

Catarrhe vésical ancien (2 ans).

M, N., 52 ans; tempérament sanguin ; capitaine d'un navire de commerce, insouciant de sa santé, comme la plupart des marins, a eu dans le cours de sa vie plusieurs blennorrhagies et autres symptômes vénériens plus ou moins bien traités, mais enfin qui n'ont pas laissé de traces, si ce n'est sur la muqueuse de l'urèthre. Un écoulement en permanence, en quelque sorte, qui diminue et disparaît presque entièrement lorsque le sujet est en mer depuis quelque temps, mais qui ne tarde pas à se prononcer de nouveau, lorsqu'il est à terre, sous l'influence d'excès de régime habituels. Mais ce n'est pas là ce qui inquiète le marin ; il n'y fait seulement pas attention ; cette manifestation pathologique est entrée dans ses habitudes, dans sa vie normale. Ce qui a jeté du trouble dans sa vie, c'est un catarrhe vésical survenu depuis deux ans. Dans une nuit affreuse de tempête, jeté à la côte de Sicile, où il fit naufrage et perdit son bâtiment, le capitaine N. passa de longues heures dans l'eau, livré au rude labeur d'un homme qui dispute aux flots son vaisseau et sa vie. A la suite de ces fatigues il vit se déclarer les symptômes de la cystite : urines brûlantes, sans cesse rendues, et avec difficulté ; chaleur au bas-ventre.; tension aux lombes..... Sa maladie fut du moins caractérisée inflammation de la vessie par un médecin de Marseille qui lui conseilla la tisane de graine de lin. Les symptômes s'amendèrent ; mais un marin ne saurait passer sa vie à boire de la tisane de graine de lin ; il y eut des rémissions, des exacerbations; et M. N. est livré depuis longtemps à ces alternatives. Les symptômes, assez obscurs dans les temps de repos et de sobriété, se réveillent sous l'influence de la fatigue, de l'humidité, ou de l'ingestion d'une plus grande quantité d'alcool ; il survient même alors de l'hématurie. Ce qui désole M. N., condamné par là à une abstinence contraire à ses habitudes et, dit-il, à son tempérament. Au mois d'avril 1844, il se présente à moi dans un de ces moments de recrudescence, survenue au milieu des travaux auxquels il a dû se livrer par un temps de pluie pour le déchargement de son navire : urines brûlantes, à dépôt albumineux, rendues souvent, en petite quantité, et avec difficulté ; hématuries fréquentes, peu abondantes ; du reste, sympathies peu vives; il y a aussi écoulement blennorrhagique. Après avoir soumis M. N. pendant quelques jours au régime et à la tisane de graine de lin, pour calmer cette surexcitation, je procède à la cautérisation pour arriver à une cure radicale, en modifiant profondément la muqueuse, dont la phlogose chronique est la base des accidents. Le 22 avril, injection à quatre grammes d'azotate , conduite le long du canal de l'urèthre , comme ci-devant. Quatre jours de repos ; bains. Il n'y a pas d'effet sensible produit sur la vessie. Je m'avisai alors que mon opération n'avait pas été bien faite , et que la solution caustique, conduite à travers le canal de l'urèthre très-volumineux du sujet , avait bien pu n'arriver qu'en minime quantité dans la vessie. Je pris un moyen d'en introduire à coup sûr une quantité assez considérable pour être mise en contact avec la surface de la membrane que je supposais affectée dans une grande étendue. J'injectai donc au moyen d'une sonde dans la vessie, vidée préalablement , quarante-cinq grammes d'eau distillée, contenant en solution cinq grammes d'azotate d'argent ; puis, deux minutes après, j'injectai cent grammes d'eau tiède pour provoquer l'expulsion , après laquelle je réiterai cette seconde injection. Quelques douleurs lancinantes vers les reins furent le seul signe ; la sécrétion urinaire fut assez abondante et trouble (Bains). Le quatrième jour, amendement très-notable. Au dixième jour, les symptômes sont si faibles , si peu sensibles, que je ne juge pas à propos de de recommencer (pilules de térébenthine.) — Parti guéri le 20 mai.

J'ai revu M. N. à la fin d'octobre, revenant de Buenos-Ayres. Il ne s'était pas ressenti de son catarrhe.

De ces quatre observations différentes ressort un fait commun, celui que j'ai voulu établir : la cautérisation de la muqueuse de la vessie par des injections où l'azotate d'argent entre dans la proportion de quatre grammes pour trente grammes d'eau.

La méthode des injections pour introduire l'agent caustique en solution dans la vessie, comparée à celle qui consiste à porter le caustique solide au contact de la membrane muqueuse, me paraît infiniment supérieure, ainsi que je l'ai dit en commençant.

D'abord, comme méthode, elle peut être généralisée, et embrasser les cas où l'introduction du crayon est impossible, comme les cas de rétrécissements que présentent les deux premières observations. L'injection est alors d'une pratique facile ; elle offre même l'avantage, ainsi qu'on l'a vu, de satisfaire, au besoin, à plus d'une indication à la fois.

En second lieu, comme procédé de cautérisation, le mode qu'elle présente est bien mieux approprié à la disposition des parties en large surface. En effet, la solution caustique exerce sur cette surface muqueuse une action égale et uniforme. Au contraire, le crayon promené au hasard, dans la cavité de la vessie, ne saurait répartir un contact égal sur tous les points de sa membrane interne. Il peut arriver alors, et cela doit être une suite nécessaire des contractions de la vessie sous l'impression de l'agent caustique, que certains points soient cautérisés trop profondément, tandis que d'autres le seront trop légèrement, ou même ne le seront pas du tout.

A ces causes, la supériorité de la méthode des injections est incontestable.

Quant à la proportion de la substance caustique dans

la solution, elle n'est pas aussi importante qu'on pourrait le croire. Un seul point est essentiel, à mon sens, c'est
qu'elle soit suffisante pour produire la cautérisation. Il
importe peu, après cela, qu'elle le soit un peu plus ou un
peu moins. Aucun danger n'est à redouter pour les tissus;
il n'y a qu'un temps de cautérisation, et l'eschare super-
ficielle une fois produite, la membrane est protégée par
elle, et garantie contre toute action ultérieure du caustique.

Bien que ces observations soient trop peu nombreuses
pour faire loi, j'ai cru devoir les publier néanmoins, afin
d'établir le fait de la cautérisation de la vessie, et d'en-
gager la pratique dans cette voie. Cette médication me
paraît être parfaitement appropriée à l'irritation chronique très-ancienne de la vessie, et je suis persuadé qu'on
en obtiendra, dans ce cas, d'excellents résultats. Plus la
phlogose chronique de la muqueuse est ancienne, et plus
cette membrane réclame l'action d'un modificateur puis-
sant. Cette considération pose l'injection caustique
comme une indication spéciale dans les catarrhes vési-
caux, anciens et tenaces, réputés incurables chez les
vieillards.

CONSIDÉRATIONS NOUVELLES

SUR LA MÉTHODE

DES INJECTIONS CAUSTIQUES

DANS LE TRAITEMENT

DE LA BLENNORRHAGIE.

Les observations que nous venons d'exposer apportent une réponse à l'objection qui nous a été faite contre la méthode des injections caustiques dans le traitement de la blennorrhagie, portant sur le danger de la pénétration du liquide caustique dans la vessie. Cette réponse ne saurait être plus opportune qu'au moment où les craintes que cette méthode a inspirées à quelques médecins, placés à un certain point de vue théorique, viennent d'être réveillées par l'étrange publication que nous a fait connaître le journal de médecine de Bordeaux, et à l'occasion de laquelle quelques journaux de médecine de Paris se sont émus outre mesure.

Nous nous sommes tû, depuis la publication de notre mémoire sur la méthode des injections caustiques, laissant aux praticiens à expérimenter et à vérifier nos conclusions. Il nous semble à propos aujourd'hui de résumer la question, au point où elle est arrivée. Cet examen comparatif permettra d'apprécier la portée que doit avoir le travail de M. Vénot.

Exposons d'abord, en somme, le résultat des expériences que M. Vénot présente comme la première vérification que l'on ait fait subir à la méthode des injections caustiques ; prétention gratuite, et qui ne prouve rien, sinon l'ignorance où était l'auteur des vérifications faites antérieurement et publiées par la presse médicale.

Sur 22 cas, non seulement M. Venot n'a jamais réussi, mais encore il a produit les accidents les plus variés et les plus graves. L'uréthrorrhagie, dit-il, est le moindre inconvénient. L'orchite aiguë, les abcès uréthraux *(sic)* l'adénite inflammatoire, les pustules, l'ophthalmie blennorrhagique, les transports rhumatismaux, en sont les conséquences presque inévitables..... A voir le cortége formidable des conséquences produites par l'injection caustique entre les mains de M. Venot, il y a lieu tout d'abord d'admirer quelle foi robuste a dû avoir en nos paroles le praticien bordelais pour y puiser le courage de pousser aussi loin une expérimentation dont les résultats étaient si constamment désastreux. Enfin voilà le nitrate d'argent bien compromis, et en vérité cela serait fâcheux pour la thérapeutique chirurgicale, à voir l'usage qu'elle a fait de cet agent depuis un temps immémorial jusqu'à nos jours, où elle lui a concédé en quelque sorte le privilége de la modification des membranes muqueuses. Car, si la vitalité de ces membranes est identique, voilà donc l'œil, et le nez, et le pharynx, et le vagin, et la vessie, la vessie surtout, qui seraient déshérités par suite des mésaventures arrivées aux urèthres de M. Venot. Certes, nous aimons à le croire, et la pratique générale nous en est un sûr garant, les accidents de M. Venot n'auront pas des conséquences aussi généralement désastreuses. Mais quand elles n'auraient pour résultat que de prévenir les médecins qui ne l'ont pas essayée, contre la méthode des injections caustiques dans le traitement de la blennorrhagie, cela serait un mal encore, et ce nous est un devoir de l'empêcher. Il nous suffira de mettre en regard de la pratique de M. Venot quelques-unes des vérifications nombreuses opérées par des praticiens de tous les rangs, et dont plusieurs ont été déjà publiées.

Et d'abord l'éminent spécialiste de Paris : on lisait dans la *Gazette des hôpitaux* du 3 novembre 1843 : « Quant au traitement de l'uréthrite interne, M. Ricord a adopté maintenant la méthode de M. Debeney ; il y joint quelquefois l'usage du copahu. » Sans doute cette adoption n'a pas eu lieu sans vérification préalable.

Le journal de médecine de Lyon, 1844, dans un article analysé par le *Bulletin thérapeutique*, donne le compte rendu suivant de la pratique du docteur Leriche au dispensaire spécial de Lyon, pendant un semestre :

58 expérimentations ; — 46 guéris ; — 8 restaient en traitement ; — 4 n'ont pas fait connaître le résultat. La guérison a été obtenue vingt-huit fois du septième au douzième jour ; — douze fois en quinze jours ; — dix fois en vingt jours ; — six fois en trente jours ; — deux fois en soixante jours. — On ne mentionne pas d'accident.

Le docteur Leriche est chargé d'un service spécial. Comparez aux résultats constamment fâcheux de M. Venot dans 22 cas, cette grande proportion de succès dans une longue série d'observations, et l'absence d'accidents. Contraste remarquable ! L'un, le praticien de Bordeaux, n'a que des accidents et pas de succès ;

l'autre, le praticien de Lyon, n'a que des succès et pas d'accidents. Il ne saurait y avoir [opposition plus complète (1).

Les docteurs Marchessaux et Langevin, les deux principaux spécialistes du Hâvre, et le docteur Mabille, chirurgien-major au 12ᵉ de ligne, qui y est en garnison, ont adopté, les deux premiers depuis un an, et le troisième depuis six mois, la méthode des injections caustiques ; dans quelle proportion de succès, je ne saurais le dire au juste, mais elle est suffisante apparemment au gré de ces praticiens, puisqu'ils s'en tiennent à la méthode. Quant aux accidents, je me suis assuré qu'ils n'en ont pas éprouvé.

Il y a mieux que cela ! le docteur Marchessaux, dans une lettre adressée à la *Gazette des hôpitaux*, où il proteste contre les conclusions de M. Venot, au nom de quarante cas de sa pratique particulière, me fait deux reproches d'exagération qu'il est bon de noter ici : le premier porte sur l'intensité de la douleur que j'ai dit suivre l'injection, douleur qu'il a toujours trouvée, lui, très-tolérable chez la plupart de ses malades, et même nulle chez quelques-uns ; le second porte sur la proportion des cas où il y a une légère émission de sang ; proportion que j'avais estimée au dixième des cas, tandis que lui ne l'a observée que deux fois sur quarante cas, ce qui la réduit à un vingtième.

---

(1) Il est à noter qu'à Lyon l'injection était plus franchement caustique u'à Bordeaux : 1 gramme d'azotate dans le premier cas ; — 60 centigram. dans le second, pour 30 grammes d'eau.

Le docteur François, à Rouen ; le docteur Bougarel fils, à Évreux, m'ont dit avoir adopté la méthode des injections caustiques, et en obtenir une belle proportion de succès, sans accident jusqu'à ce jour.

On lit encore (*Gazette des hôpitaux* , 17 février 1844) dans le compte rendu de la séance du 4 janvier de la Société de médecine pratique : « M. Duhamel se trouve bien d'user contre la blennorrhée d'injections faites avec une dissolution de 60 centigr. de nitrate d'argent dans 30 grammes d'eau distillée. »

Nous arrêtons ici cette énumération , qu'il serait trop long de compléter ; pour arriver à une autorité compétente au premier chef sur la question ; nous voulons parler de M. Diday , chirurgien en chef de l'hospice de l'Antiquaille de Lyon, placé ainsi à la tête d'un service nosocomial considérable.

Voici le jugement que porte M. Diday sur l'œuvre de M. Venot, dans la *Gazette médicale* du 8 décembre 1844.

« C'est avec un étonnemeut extrême que nous avons lu ce travail, et avec un étonnement plus grand encore que nous avons vu l'adhésion que la Société de médecine de Bordeaux a donnée à des conclusions aussi opposées à ce que chaque médecin peut observer tous les jours dans sa pratique. On ne nous accusera pas de partialité, nous qui des premiers avons élevé la voix contre les exagérations do M. Debency (*Gaz. méd.*1843, p. 843). Mais si ce médecin avait eu tort de présenter ce mode de traitement comme le plus fidèle et le plus prompt, M. Venot, à notre sens, est à une distance encore plus grande de la vérité, lorsqu'il avance qu'une métastase fâcheuse est constamment la suite de ces injections, Ce sont là de ces assertions que l'observation vulgaire dément chaque jour. »

La pratique de M. Diday compte au moins cent cas, sur lesquels il n'a vu que cinq fois l'écoulement redevenir plus abondant et plus inflammatoire après l'injection. C'est là l'unique accident.

« La douleur, ajoute-t-il, a toujours été supportable, quoique nous ne fassions jamais comprimer le périnée ; dans notre pratique, comme dans celle de tous les médecins que nous connaissons, *l'innocuité de l'injection a été constante*, et tout s'est borné à quelques exemples rares de phlegmasie rendue plus intense par l'injection.»

. Citons enfin le docteur Foucart, qui vient de protester tout récemment, au nom de sa pratique, contre les conclusions de M. Venot; la *Gazette des Hôpitaux* du 16 janvier dernier résume ainsi l'opinion de ce médecin. « M. Foucart pense, tout au contraire, que la méthode de M. Debeney réussit souvent; que les accidents, quand il en survient, et sur dix-sept cas, il n'en a rencontré qu'une fois, sont peu graves; enfin que *la guérison est la règle, la non guérison l'exception.* »

Que penser, après tous les faits que nous venons d'exposer, des accidents et graves et constants arrivés à M. Venot? et l'adhésion donnée à ses conclusions par la Société de médecine de Bordeaux, doit-elle être considérée autrement que comme une consolation accordée au courage malheureux ?

Cependant le tocsin d'alarme, sonné par M. Venot, a

retenti sur les bords de la Seine, où il a trouvé de l'écho dans les *Annales de la Chirurgie française et étrangère*. Le rédacteur de ce recueil, prononçant au nom du rationalisme contre l'empirisme aveugle, promoteur des innovations, émet l'espoir que le travail de M. Venot marquera le commencement d'une ère nouvelle, celle de la réaction contre l'emploi exclusif d'un ordre de médicaments qu'on n'hésite plus à diriger même contre les phlegmasies les plus intenses. Nous espérons, de notre côté, qu'après information plus ample, les *Annales* reviendront sur leur condamnation. Il est peu *rationnel* de prendre pour considérants d'un jugement les résultats isolés d'un seul expérimentateur qui se trouve en pleine contradiction avec l'induction analogique, avec les faits fournis par la pratique commune, et par conséquent avec l'expérience générale. Or, qu'est-ce aujourd'hui que le rationalisme en médecine, sinon la législation de l'expérience ?

En terminant son appréciation, M. Diday propose de circonscrire l'emploi des injections : 1° aux deux premiers jours de la maladie ; 2° vers sa fin, lorsqu'il ne reste plus qu'un suintement. Dans ces limites, dit-il, on réussira plus souvent, et on parviendra à réhabiliter cet agent précieux, bien qu'il ne soit pas le moyen par excellence, à tous les degrés, à toutes les périodes de l'affection, ainsi que M. Debency l'affirmait dans son premier travail.

Nous ne saurions accepter ces conclusions du bibliographe de la *Gazette médicale*, et nous devons les combattre dans l'intérêt du précieux agent qu'il veut réhabiliter, en bornant son champ d'action. Les affirmations énoncées dans notre premier travail, confirmées plus tard dans une note insérée au *Journal des connaissances médico-chirurgicales,* nous devons les maintenir dans toute leur rigueur. *L'injection caustique a pour effet constant d'éteindre l'inflammation blennorrhagique, quel que soit le degré de son développement.* Telle était l'assertion primitive, pleinement justifiée par notre pratique personnelle qui compte plus de deux cents cas, et par la pratique des médecins que nous avons cités plus haut. Constamment, après une injection caustique, l'inflammation, si elle n'est pas éteinte, est au moins grandement diminuée ; après deux injections il est rare qu'il subsiste quelque signe aigu de l'uréthrite, et qu'elle ne soit pas réduite à l'écoulement indolore, si elle n'est complétement supprimée ; et nous parlons ici de l'injection faite après le développement entier de la blennorrhagie.

Circonscrire l'emploi de la méthode, comme le propose M. Diday, c'est donc se priver de l'un de ses plus importants résultats, l'*action abortive sur l'inflammation* ; c'est se priver d'un bénéfice non moins important aux yeux des médecins préoccupés de la nature contagieuse de l'affection, celui de changer, par le mode substitutif, la nature de l'inflammation spéciale.

Quant à la cause des insuccès éprouvés par quelques praticiens et par M. Diday, à l'exaspération survenue dans un vingtième de ses cas, on doit l'attribuer à la manière imparfaite dont l'injection a été faite, nous voulons dire à la cautérisation incomplète de la muqueuse. Nous rappellerons ici ce que nous avons dit à cet égard dans la note publiée par le *Journal des connaissances mé-*

dico-chirurgicales (décembre 1843, p. 233). : « Le point essentiel est que l'injection caustique soit bien faite. Pour qu'elle soit bien faite, il faut que la solution d'azotate d'argent soit mise en un contact exact avec la membrane muqueuse. Or cette condition peut manquer. Chez les sujets surtout qui ont le canal un peu large, il y a plu s à craindre le défaut du contact intime de l'injection avec la muqueuse, protégée d'ailleurs par l'exsudation qui tapisse sa surface, et qui, se combinant avec le liquide caustique, peut l'altérer et contrarier ainsi l'opération de deux manières : mécaniquement et chimiquement. Alors, au lieu des phénomènes ordinaires de la cautérisation, inflammation temporaire suivie de la suppression des signes aigus, on a tout simplement une surexcitation qui persiste (1). Les choses se passent alors comme lorsqu'on emploie des doses inférieures ; on a produit l'effet excitant, et non point l'effet caustique, ce qui est bien différent. Pour éviter cet inconvénient, et produire plus sûrement l'espèce de cautérisation recherchée, voici le procédé que j'ai adopté : je pratique d'abord, à titre de lavage, une première injection avec la solution d'azotate d'argent, dans la proportion ordinaire d'un trentième, et je la laisse échapper immédiatement ; puis je pousse de suite une seconde injection que je retiens dans le canal environ une minute. En général il n'est pas prudent de s'en rapporter aux malades pour faire l'injection ; le mieux est de la pratiquer soi-même. »

---

(1) C'est précisément la phlegmasie rendue plus intense de M. Diday.

Nous avons découvert une autre cause d'imperfection , et nous devons faire connaître une nouvelle modification apportée en conséquence au procédé d'injection, pour assurer la cautérisation dans un point où elle est très-susceptible de manquer. La prostate est le siége principal des écoulements blennorrhagiques anciens ; il est donc indispensable de cautériser sa surface. Or, la seringue est souvent impuissante à pousser le liquide caustique jusque dans cette région. En effet, les contractions du canal peuvent s'opposer à son ascension ; le refoulement des mucosités contenues dans le canal , en présentant un autre obstacle, peut produire le même effet. Voici ce qui arrive alors : le liquide retenu par en haut, distend le canal dans sa partie inférieure ; le malade souffre ; on arrête l'injection ; et l'on compte , bien à tort , sur le succès d'une injection qui devrait être considérée comme non avenue. Pour éviter cet inconvénient, nous avons pris pour règle générale dans les blennorrhagies anciennes , de faire progresser le liquide par la pression des doigts jusqu'à la racine de la verge. Ce procédé, que nous avons exposé dans l'observation première , peut seul garantir la certitude que l'on a fait pénétrer le liquide modificateur jusqu'aux tissus qui sont le siége du mal ; sans cette certitude , vous ne pouvez compter sur rien , et vous avez mauvaise grâce à accuser d'insuccès une injection que vous n'avez réellement pas faite.

Pratiquées ainsi , avec toutes les conditions qui garantissent une exacte cautérisation, les injections caustiques ne donneront pas de mécompte ; on ne verra jamais surtout leur emploi suivi de l'aggravation de la phleg-

masie aiguë : signe certain d'une cautérisation man-
quée.

Nous ne voyons donc aucune raison de limiter l'emploi
des injections caustiques. Depuis que nous en avons gé-
néralisé la méthode , ncus ne sommes pas parvenus encore à trouver de contre-indications, et nous ne pouvons,
par hypothèse , en imaginer d'autre que celle signalée
dans l'article déjà cité, à savoir , le cas de complication
phlegmoneuse; c'est-à-dire la blennorrhagie uréthrale,
avec extension de l'inflammation aux tissus sous-jacents.
Deux choses sont évidentes alors, qui, *à priori*, comman-
dent de s'abstenir et d'ajourner l'injection. 1o Il ne suffirait
pas d'agir sur la membrane muqueuse, puisqu'à elle n'est pas
borné le siége du mal ; 2o l'inflammation consécutive à la
cautérisation pourrait être dangereuse, en exagérant
outre mesure la tension de la verge, produite par la tuméfaction inflammatoire du tissu cellulaire et du corps
spongieux. Dans ce cas, nous avons pensé qu'il fallait
combattre d'abord ce que l'on peut regarder comme une
complication , et faire cesser l'état phlegmoneux de l'urèthre avant d'en venir à l'injection (1).

Cette réserve ne saurait être considérée comme une

---

(1) Un cas nous a été signalé par le docteur Derouet-Boissières où l'é-
coulement était entretenu par un rétrécissement ; 12 injections caustiques
consécutives avaient été sans résultats ; l'écoulement a cessé après la cure
du rétrécissement par la dilatation. On peut ici demander avec quelque
raison si ce résultat aurait eu lieu sans l'action préalable des injections
caustiques.

exception á la généralisation absolue de la méthode, formulée dans notre premier travail.

Quelques praticiens ont jugé à propos de combiner d'autres moyens avec la méthode des injections caustiques, c'est-à-dire qu'après avoir préalablement modifié la vitalité de la muqueuse au moyen de la cautérisation, ils administrent le copahu pour tarir l'écoulement, lorsque ce dernier persiste. Pour nous, nous n'avons pas éprouvé le besoin de ce retour aux balsamiques ou aux résineux. Nous avons recours, ainsi qu'on l'a vu dans notre premier mémoire, à des injections astringentes variées, lorsque la muqueuse nous paraît suffisamment modifiée, et que l'écoulement indolent persiste.

Il n'est pas, que nous sachions, de blennorrhagie ou de blennorrhée, si ancienne et si chronique qu'elle fût, qui ait résisté indéfiniment à l'application rationnelle de la méthode des injections caustiques, telle que nous l'avons exposée.

Nous terminerons ces pages par quelques considérations générales sur l'influence prophylactique de la méthode des injestions caustiques dans les affections de l'appareil génito-urinaire, et sur l'importance de l'avortement.

Provoquer l'avortement est d'une prescription rigoureuse, en règle générale.

On n'est jamais sûr de prévenir la chronicité d'une blennorrhagie qu'on a laissé se développer, en la traitant suivant l'ancienne méthode (antiphlogistiques, délayants, révulsifs, etc.), et les *Annales* avancent une grande erreur, en disant que l'on peut s'en tenir à ce traitement éprouvé par l'expérience et le temps. L'expérience journalière établit positivement le contraire. On parviendra, sans doute, à mettre un terme à l'état aigu, qui se termine bien de lui-même avec le temps; mais la blennorrhagie chronique peut opposer indéfiniment une résistance opiniâtre, qui est loin d'être rare chez les sujets dont le canal a été le siége de plusieurs uréthrites. Cette blennorrhée tenace fait le désespoir des malades et des médecins, de l'aveu des plus grands praticiens. Si vous avez trouvé le moyen d'apporter une fin dernière à ces écoulements interminables, me disait M. Ricord, en 1843, vous aurez rendu un grand service aux malades et aux médecins. Cet écoulement est le symptôme de la phlogose chronique; or, les deux parties de l'appareil génito-urinaire sont étroitement liées dans leurs modifications pathologiques. L'inflammation du canal excréteur s'étend, d'une part, à la vessie, aux uretères et aux reins; d'autre part, aux canaux éjaculateurs, aux vésicules séminales, aux canaux déférents et aux testicules. La phlogose de la membrane muqueuse du canal de l'urèthre est donc grosse des conséquences suivantes:

1o Par suite du travail pathologique qui s'accomplit dans la muqueuse et dans le tissu cellulaire sous-muqueux, rétrécissement;

2o Extension de la phlogose au tissu de la glande prostate, d'où abcès, dégénérescences;

3o Extension à la section urinaire de l'appareil, d'où cystite, catarrhe vésical, inflammation des uretères et des reins;

4° Extension aux canaux éjaculateurs et aux vésicules séminales, d'où les pertes séminales involontaires. C'est par ce mécanisme que le professeur Lallemand explique la production de cette affection grave. « Les pertes séminales involontaires, dit ce grand praticien, viennent prochainement de l'excitation, de l'irritation , de l'inflammation des vésicules séminales, et des canaux éjaculateurs ; de ces trois causes, l'irritation ou la phlogose chronique est la plus fréquente. Elle est produite ordinairement par la propagation de celle de la membrane muqueuse génito-urinaire ;

5° Enfin, extension de la phlogose aux canaux déférents et aux glandes spermatiques, d'où une foule de lésions consécutives graves.

Nous le demandons, n'est-ce pas jouer à plaisir avec la vie des hommes, que de permettre le développement, la marche naturelle, comme l'on dit, d'une affection très-simple, il est vrai , *quand elle est simple*, mais singulièrement perfide dans sa simplicité, puisqu'elle porte le germe des lésions les plus graves, de lésions qui peuvent devenir mortelles?

La cautérisation prompte de la muqueuse de l'urèthre dans la blennorrhagie n'est pas imposée moins rigoureusement à un autre point de vue, celui de la thérapeutique générale des affections contagieuses. Sans vouloir aborder ici la discussion oiseuse sur l'existence de l'élément syphilitique, pour tout le monde la blennorrhagie résulte d'une contagion ; on ne peut donc nier un agent de transmission, un principe contagieux : la règle dans ce cas, pour les affections provenant d'origine contagieuse, c'est de s'opposer au développement de la maladie, en la faisant avorter s'il est possible. Envisagée de cette manière, la blennorrhagie rentre dans la loi générale; il y a donc lieu de pratiquer la cautérisation dès que l'inflammation contagieuse se manifeste, et à quelque moment qu'elle soit de son cours.

Nous devons ici deux mots d'explication pour éviter une erreur.

Nous ne regardons point l'azotate d'argent comme un spécifique, ainsi que l'ont fait quelques médecins par une induction abusive des expériences du docteur Decondé. On sait que ce médecin belge a établi, d'après de nombreuses expériences, que l'azotate d'argent décompose ou neutralise le virus ou agent contagieux, en sorte que la sécrétion muqueuse, provenant de l'ophthalmie purulente et de la blennorrhagie, traitée par ce sel, n'est plus propre à transmettre la contagion. Mais il y a loin de là à conclure que l'azotate d'argent mis au contact d'un tissu travaillé par une inflammation spéciale dont la sécrétion contagieuse est le résultat, exerce, par ses propriétés chimiques, une action particulière antitoxique.

Pour rester dans la rigueur des faits, nous ne considérons d'autre phénomène que l'action bien connue de l'azotate d'argent, en tant que caustique, sur la vitalité des muqueuses, et nous disons : Dans la blennorrhagie, la cautérisation de la muqueuse uréthrale a pour effet de substituer une inflammation traumatique à l'inflammation spéciale due au principe contagieux.

Ces dernières réflexions s'adressent aux médecins qui

admettent la présence d'un principe contagieux spécial dans la blennorrhagie. Bien que nous n'ayons pu, malgré des recherches attentives, constater des signes syphilitiques dans les blennorrhagies, nous ne nous croyons pas en droit, néanmoins, de nier absolument l'existence des blennorrhagies syphilitiques. Nous nous sommes déjà expliqué à cet égard, il y a deux ans. Peut-être, disions-nous alors sous la forme hypothétique, faut-il reconnaître le cachet de la nature syphilitique dans la ténacité des blennorrhagies, où la suppuration, plusieurs fois supprimée, se reproduit plusieurs fois ; les choses se passent alors comme si le virus ou principe contagieux qui a pris son siége dans la muqueuse pouvait à plusieurs reprises, et jusqu'à épuisement de sa force, faire sentir son action sur la membrane, et ranimer la phlogose ; cet épuisement serait facile, lorsque la cause infectante, manifestée récemment, est encore à l'état de germe ; d'où le succès plus grand des injections au début, et la réussite plus difficile à mesure que le germe s'est développé, et a poussé, pour ainsi dire, de plus profondes racines. De ce point de vue, nous citions, comme probable, l'opinion de plusieurs auteurs, partisans du *contagium* syphilitique, à savoir : que faire avorter la blennorrhagie et prévenir la suppuration, est le meilleur moyen de s'opposer au développement de l'infection syphilitique, quand son point de départ est dans la muqueuse de l'urèthre. Considération qui consacre l'importance de la méthode abortive.

Nous ne sommes pas plus avancés aujourd'hui, et nous ne pouvons encore saisir l'infection syphilitique dans la blennorrhagie qu'au travers de la supposition hasardée plus haut, et à laquelle nous n'attachons pas plus d'importance qne n'en mérite le titre auquel nous l'avons donnée.

Laissant là toute hypothèse, nous nous renfermerons sur le terrain des faits positifs pour formuler la généralité de la méthode : en deux mots, l'injection caustique est abortive, ou modificatrice, suivant la période. Elle doit être employée à toutes les époques do la blennorrhagie ; de début ; d'état ; de chronicité. Dans le premier cas, pour faire avorter l'inflammation ; dans le second , pour enrayer la marche de la maladie et précipiter sa terminaison ; dans le troisième, pour mettre fin au phénomène stationnaire de l'état chronique.

Quant à ceux qui pensent que guérir la blennorrhagie, ce n'est pas guérir toute l'affection que suppose l'impression contagieuse, nous leur dirons : Dans votre système il y a deux choses : affection locale, affection générale. Or, l'affection locale, l'inflammation de la membrane muqueuse, doit, de précepte rigoureux, être supprimée de prime abord, pour prévenir les conséquences que peut produire le travail phlegmasique, sauf ensuite à combattre l'affection générale, l'élément syphilitique, par les moyens que commande votre théorie.

A M. Berton, ex-chirurgien major au 12e de ligne.

———

Monsieur,

Ma brochure était sous presse lorsque j'ai lu dans la *Gazette des Hôpitaux* la note où vous maintenez vos premières assertions. C'était assez pour moi de les avoir déclarées contraires à la vérité, et je ne croirais pas devoir revenir sur ce sujet, s'il ne regardait que moi personnellement, et si une question importante de thérapeutique ne se trouvait intéressée dans cette question de véracité médicale. Cette considération m'oblige à vous remettre exactement les faits en mémoire; non pour vous que je ne crois plus dans l'erreur, mais pour la question elle-même, et pour les hommes appelés à la juger.

Je n'ai pu avoir d'insuccès, ni éprouver des accidents dans votre infirmerie pour une raison aussi simple que concluante, c'est que jamais je n'y ai fait de service.

Il ne vous faudra pas beaucoup d'efforts pour vous rappeler ce qui s'est passé entre nous, lorsqu'à mon retour de congé, je vous ai trouvé chargé en chef du service de santé au 12ᵐᵉ de ligne.

Vous savez, monsieur, que par un arrangement que je laisse aux médecins à apprécier, vous aviez disposé le service de votre infirmerie par semaine entre vous et vos aides-majors, en sorte que les malades changeaient de médecin tous les dimanches. Mon tour venu, je trouvai à l'infirmerie deux blennorrhagiques, à chacun desquels je fis une injection. Lorsque vous fûtes informé, vous me dîtes que vous ne pouviez, dans un service dont vous aviez la responsabilité, permettre l'emploi d'une médication qui vous paraissait offrir des dangers. Vous étiez dans votre droit; mais j'avais celui de récuser le service de l'infirmerie à des conditions que l'on ne saurait imposer à un médecin, même au nom de la subordination militaire ; c'est ce que je fis; et depuis ce moment je ne mis pas les pieds dans votre infirmerie, dont le service fut partagé, par alternatives, entre vous et mon collègue.

Afin que nos confrères soient plus à même d'apprécier la moralité de nos allégations contradictoires, je vous demanderai, monsieur, pourquoi vous avez attendu dix-huit mois pour faire vos réclamations; pourquoi vous ne les avez pas faites plutôt après la publication de mon mémoire. Les moyens ni l'occasion ne vous manquaient, car la *Gazette des Hôpitaux*, si complaisante pour vos bouts de notes, en insérait une quelque temps après sur vos innocentes pilules d'alun et de goudron.

Protester dès l'origine contre mes assertions, si vous les jugiez erronées, était pour vous un devoir consciencieux ; c'eût été plus loyal, mais c'eût été trop hardi, orsque nous étions face à face, dans ce régiment où avaient été recueillies presque toutes mes observations; où ma méthode était devenue vulgaire ; où elle avait été sanctionnée par votre prédécesseur, M. Gresset, qui l'avait, pendant sa dernière année de service (1841) adoptée exclusivement dans son infirmerie, d'où il avait banni le copahu.

Vous aurez beau dire ; mais à moins de changer les règles du sens commun, le public médical croira difficilement que j'aie eu la folle audace d'avancer des propositions fausses, en face de vous qui pouviez les contredire, et au milieu de gens, témoins et sujets de ma pratique, et qui avaient entre les mains un grand nombre d'exemplaires de ma brochure. Aussi vous êtes-vous bien gardé de me contredire alors. Vous étiez si éloigné de cette pensée, que vous me fîtes l'offre de vos bons offices auprès du rédacteur de la *Gazette des Hôpitaux*, que vous disiez fort de vos amis, pour faire annoncer ma brochure dans son journal avec un compte-rendu favorable. Ainsi, de deux choses l'une : si vous étiez de bonne foi alors, vous ne l'êtes pas aujourd'hui ; et si vous dites vrai aujourd'hui, vous étiez de mauvaise foi alors.

Je vous laisse entre les cornes de ce dilemne.

J'ajouterai seulement un mot pour donner une idée de votre manière aux médecins qui, ne vous connaissant pas, pourraient s'étonner du débat que vous avez soulevé; dans votre première note à la *Gazette des Hôpitaux*, vous avancez avoir observé des accidents et des insuccès dans ma pratique à votre infirmerie ; et dans votre seconde note, en réponse à mon démenti, vous avouez, par le fait, avoir imposé au public, en convenant que les faits, que vous prétendiez avoir observés, se sont passés pendant votre absence.

Il suffit de laisser marcher le faux témoignage, pour le voir aboutir à la contradiction.

DEBENEY.

www.ingramcontent.com/pod-product-compliance
Ingram Content Group UK Ltd.
Pitfield, Milton Keynes, MK11 3LW, UK
UKHW021011120726
13693UKWH00005B/1905